Deliziose I

per la tua Friggitrice

ad Aria

Un modo più Sano di Friggere.
Cucina i Tuoi Piatti Usando la
Tua Friggitrice ad Aria e Goditi
Cibi Più Sani.

Di

Alice Ramos

parte di questo documento, che sia in formato elettronico o cartaceo. La registrazione di questo documento è severamente vietata e qualsiasi archiviazione di questo documento non è consentita, se non con un permesso scritto dall'editore. Tutti i diritti sono riservati.

Le informazioni fornite nel presente documento sono dichiarate veritiere e coerenti, in quanto qualsiasi responsabilità, in termini di disattenzione o altro, da uso o abuso di politiche, processi o indicazioni, è responsabilità solitaria e assoluta del lettore destinatario. In nessuna circostanza sarà attribuita alcuna responsabilità legale o colpa all'editore per eventuali riparazioni, danni o perdite monetarie dovute alle informazioni qui contenute, direttamente o indirettamente.

I rispettivi autori posseggono tutti i diritti d'autore non detenuti dall'editore.

Le informazioni qui contenute sono offerte esclusivamente a scopo informativo e sono universali in quanto tali. La presentazione delle informazioni avviene senza contratto né alcun tipo di garanzia.

I marchi utilizzati sono senza alcun consenso e la pubblicazione di essi è senza autorizzazione o supporto da parte dei proprietari. Tutti i marchi e le marche all'interno di questo libro sono solo a scopo di chiarimento e sono di proprietà dei proprietari stessi, non affiliati a questo documento.

Indice

Introduzione

Una delle invenzioni più utili e degne di nota di questa decade è senza dubbio la cosiddetta friggitrice ad aria. E' una macchina arrivata sugli scaffali di tutto il mondo come lo strumento ideale per ridurre la quantità di grassi nei piatti tradizionali come nuggets e patatine fritte.

Fondamentalmente, è un apparecchio elettrico che usa l'aria calda per cuocere, simulando ciò che farebbe una classica friggitrice ad olio. E' stata creata originariamente dall'azienda Olandese Phillips.

Parecchi anni dopo la sua creazione, cuochi professionisti e casalinghi sembrano essersi convinti, e oggi migliaia di marchi replicano questo strumento in diverse taglie e colori.

Il nome friggitrice ad aria può causare confusione in più persone. Alcuni non riescono nemmeno a distinguere quali siano i piatti cotti ad aria. Al di là delle battute, sembra che questo temine sia stato coniato proprio rendere questo dispositivo più attraente e per sottolineare la sostituzione del processo di frittura convenzionale.

In quanto il significato del verbo "friggere", secondo l'Accademia Reale Spagnola, consiste nel cuocere qualcosa in olio o grasso bollente, e questo non è proprio quello che fa questa friggitrice.

Infatti, la quantità massima di olio di cui ha bisogno per friggere è 1 cucchiaio, che serve per rivestire il cibo in modo che non si attacchi e per formare una crosta croccante.

Ma la macchina in sè, non frigge. Quello che fa è cuocere con l'aria calda, che stimola i cibi ad usare i propri liquidi durante la cottura. Le proteine e le verdure, a contatto con l'aria calda, creano una crosta croccante, mentre all'interno rimangono succose. Per questo motivo il risultato finale sembra fritto, dato dalla croccantezza e dal colore ambrato, ma è, ovviamente, con molti meno grassi.

Questo dispositivo, dispone inoltre di una sorta di cassetto in cui viene posto il cibo per essere cotto, facilmente rimovibile e adatto al lavaggio in lavastoviglie.

Non è un microonde, poiche non funziona con le onde elettromagnetiche, nemmeno un forno elettrico, poichè non funziona con le correnti d'aria, ma direttamente col calore. Perciò, rimane un apparecchio per la cottura ad aria calda.

Capitolo 1. Ricette per la Colazione

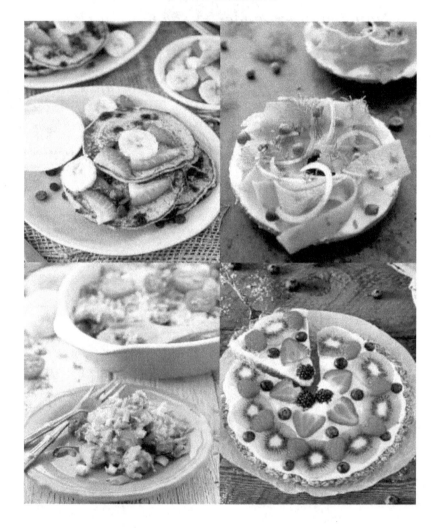

1. Tortilla di Piselli

(Pronta in circa 17 min | Dosi per 8 | Facile)

Ingredienti:

- 220 g di piselli piccoli

- 60 g di burro

- 370 ml di yogurt

- 8 uova

- 30 g di menta tritata

- Sale e pepe q.b

Procedimento:

1. Scaldate una pentola su fuoco medio con l'olio, unite i piselli e cuocete per qualche minuto, girandoli.

2. Nel frattempo, mescolate metà dello yogurt con sale, pepe, uova e menta. Sbattete bene e amalgamate tutti gli ingredienti.

3. Versate questo composto sui piselli e inseriteli nella vostra friggitrice ad aria. Cuocete a 180°C per 7 minuti.

4. Una volta cotta, cospargete la vostra tortilla con lo yogurt rimasto e servite.

Buon appetito!

Valori nutrizionali: Kcal: 192g, Grassi: 5g, Fibre: 4g, Carboidrati: 8g, Proteine: 7g.

2. Involtini di Lamponi

(Pronti in circa 50 min | Dosi per 6 | Normale)

Ingredienti:

- 240 ml di latte

- 60 g di burro

- 440 g di farina 0

- 2 cucchiaini di lievito

- 50 g di zucchero

- 1 uovo

- Olio Spray

Per il ripieno:

- 225 g di formaggio spalmabile morbido

- 340 g di lamponi

- 1 cucchiaino di estratto di vaniglia

- 65 g di zucchero

- 1 cucchiaio di amido di mais

- Scorza di 1 limone grattugiata

Procedimento:

1. Unite farina, zucchero e lievito in una ciotola e mescolate.

2. Aggiungete il latte e le uova, mischiate fino ad ottenere un impasto e mettetelo da parte a crescere per 30 minuti. Dopodiché, spostatevi su un tavolo da lavoro e arrotolate bene l'impasto.

3. Unite in una ciotola il formaggio spalmabile con burro, vaniglia e scorza di limone. Mescolate bene e spargete questo composto sull'impasto di pane.

4. In un altro piatto unite l'amido di mais e i lamponi, poi spargeteli sopra la crema di formaggio.

5. Dividete in tante piccole parti il vostro impasto, inseritelo nella friggitrice ad aria, ungetelo con l'olio spray e cuocetelo per 30 minuti a 180°C.

6. Servite a colazione.

Buon appetito!

Valori nutrizionali: Kcal: 261, Grassi: 5g, Fibre: 8g, Carboidrati: 9g, Proteine: 6g.

3. Frittata di Patate e Porri

(Pronta in circa 28 min | Dosi per 4 | Normalee)

Ingredienti:

- 2 patate gialle bollite, pelate e sminuzzate

- 30 g di burro

- 2 porri tagliati a fettine

- Sale e pepe q.b.

- 60 ml di latte intero

- 10 uova sbattute

- 140 g di formaggio bianco grattugiato

Procedimento:

1. Scaldate una padella su fuoco medio con l'olio, aggiungete i porri e cuocete per 4 minuti.

2. Unite sale, pepe, uova, patate, formaggio e burro. Lasciate cuocere per ancora 1 minuto continuando a mescolare. Dopodiché, trasferite tutto nella vostra friggitrice ad aria e cuocete per 13 minuti a 180°C.

3. Sistemate la frittata su un piatto, tagliatela a fettine e servite.

Buon appetito!

Valori nutrizionali: Kcal: 271, Grassi: 6g, Fibre: 8g, Carboidrati: 12g, Proteine: 6g.

4. Avena e Caffè

(Pronto in circa 27 min | Dosi per 4 | Normale)

Ingredienti:

- 240 ml di latte

- 75 g di avena

- 25 g di zucchero

- 1 cucchiaino di caffè in polvere

- 2 cucchiaini di estratto di vaniglia

Procedimento:

1. Unite l'avena con latte, caffè e zucchero in una padella, mescolate e inserite nella vostra friggitrice ad aria. Cuocete a 180°C per 17 minuti.

2. Aggiungete l'estratto di vaniglia e cuocete altri 5 minuti. Dividete in tazze e servite.

Buon appetito!

Valori nutrizionali: Kcal: 261, Grassi: 7g, Fibre: 6g, Carboidrati: 39g, Proteine: 6g.

5. Avena e Funghi

(Pronto in circa 30 min | Dosi per 4 | Normale)

Ingredienti:

- 1 cipolla gialla piccola tritata

- 75 g di avena

- 2 spicchi d'aglio tritati

- 30 g di burro

- 120 ml di acqua

- 400 g di brodo di pollo

- 3 foglie di timo tritate

- 30 g di olio EVO

- 55 g di formaggio gouda grattugiato

- 225 g di funghi tagliati a fette

- Sale e pepe q.b.

Procedimento:

1. Scaldate una padella a fuoco medio con dentro l'aglio, il burro e la cipolla. Girate e lasciate cuocere per 4 minuti.

2. Unite avena, sale, pepe, brodo e timo. Mescolate e riponete la padella nella vostra friggitrice ad aria. Fate cuocere per 16 minuti a 180°C.

3. Nel frattempo, scaldate un'altra padella su fuoco medio con l'olio. Aggiungete i funghi, fateli cuocere 3 minuti e unite anche il formaggio. Quando il composto di avena sarà pronto, riversatelo insieme ai funghi. Mescolate e amalgamate bene tutti gli ingredienti. Dividete nei piatti e servite a colazione.

Buon appetito!

Valori nutrizionali: Kcal: 284, Grassi: 8g, Fibre: 8g, Carboidrati: 20g, Proteine: 17g.

Capitolo 2. Contorni, Spuntini e Antipasti

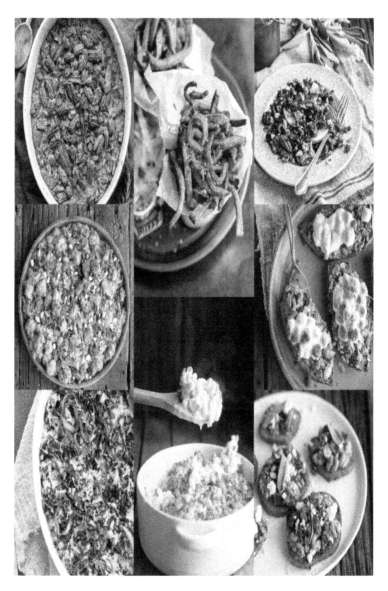

6. Palline di Spinaci

(Pronte in circa 17 min | Dosi per 30 | Normale)

Ingredienti:

- 60 g di burro sciolto

- 2 uova

- 125 g di farina 0

- 450 g di spinaci

- 50 g di feta sbriciolata

- 1 pizzico di noce moscata

- 35 g di Parmigiano gratuggiato

- Sale e pepe q.b.

- 1 cucchiaio di cipolla in polvere

- 80 ml di panna da montare

- 1 cucchiaino di aglio in polvere

Procedimento:

1. Unite tutti gli ingredienti nel vostro miscelatore. Mescolate bene e create un composto omogeneo, poi lasciatelo per 10 minuti nel congelatore.

2. Trascorso il tempo, formate 30 palline e inseritele nel cestino della vostra friggitrice ad aria. Cuocetele per 7 minuti a 150°C.

3. Servitele come antipasto.

Buon appetito!

Valori nutrizionali: Kcal: 60, Grassi: 5g, Fibre: 1g, Carboidrati: 1g, Proteine: 2g.

7. Antipasto di Funghi

(Pronto in circa 20 min | Dosi per 4 | Normale)

Ingredienti:

- 55 g di maionese

- 1 cucchiaino di aglio in polvere

- 1 cipolla piccola tritata

- 680 g di cappucci di funghi bianchi

- Sale e pepe q.b.

- 1 cucchiaino di curry in polvere

- 110 g di formaggio spalmabile morbido

- 55 g di panna acida

- 45 g di formaggio Messicano tagliuzzato

- 1 cup of shrimp, cooked, peeled, deveined, and chopped

Procedimento:

1. Unite maionese, aglio in polvere, cipolla, curry, formaggio spalmabile, panna acida, formaggio messicano, sale e pepe in una ciotola e mescolate bene.

2. Unite i funghi e trasferite tutto nel cestino della vostra friggitrice ad aria. Cuocete per 10 minuti a 150°C.

3. Una volta pronto, sistemate su un vassoio e servite come antipasto.

Buon appetito!

Valori nutrizionali: Kcal: 200, Grassi: 20g, Fibre: 3g, Carboidrati: 16g, Proteine: 14g.

8. Alette al Formaggio

(Pronte in circa 22 min | Dosi per 6 | Normale)

Ingredienti:

- 2,7 kg di alette di pollo tagliate a metà

- Sale e pepe q.b.

- ½ cucchiaino di condimento all'italiana

- 30 g di burro

- 55 g di Parmigiano grattugiato

- 1 pizzico di pepe rosso macinato

- 1 cucchiaino di aglio in polvere

- 1 uovo

Procedimento:

1. Sistemate le alette di pollo nel cestino della vostra friggitrice ad aria e cuocetele per 9 minuti a 200°C.

2. Nel frattempo, unite burro, formaggio, pepe, aglio e condimento all'italiana nel miscelatore e create una salsina densa.

3. Tirate fuori le alette di pollo, ricopritele con il condimento appena preparato e cuocete per altri 3 minuti.

4. Servitele come antipasto.

Buon appetito!

Valori nutrizionali: Kcal: 204, Grassi: 8g, Fibre: 1g, Carboidrati: 18g, Proteine: 14g.

9. Bastoncini di Formaggio

(Pronti in circa 1 ora e 18 min | Dosi per 16 | Normale)

Ingredienti:

- 2 uova sbattute

- Sale e pepe q.b.

- 8 mozzarelle a pasta filante tagliate a metà

- 110 g di Parmigiano grattugiato

- 1 cucchiaio di condimento all'italiana

- Olio spray

- 1 testa d'aglio tritata

Procedimento:

1. Mettete le mozzarelle tagliate a metà in un sacchetto gelo e congelatele. Dopo qualche minuto tiratele fuori, bagnatele nelle uova sbattute, poi impanatele nel composto di

Parmigiano, aglio, sale e pepe e condimento, poi cuocetele per 9 minuti nella vostra friggitrice ad aria a 200°C.

2. Trascorso il tempo congelatele nuovamente, così che l'esterno rimarrà croccante e l'interno non si scioglierà troppo.

3. Dopo qualche altro minuto cuoceteli per altri 5 minuti e saranno pronti!

4. Servite i vostri bastoncini al formaggio come antipasto.

Buon appetito!

Valori nutrizionali: Kcal: 140, Grassi: 5g, Fibre: 1g, Carboidrati: 3g, Proteine: 4g.

10. Spuntino al Bacon Dolce

(Pronto in circa 40 min | Dosi per 16 | Normale)

Ingredienti:

- ½ cucchiaino di cannella in polvere

- 16 fettine di pancetta

- 1 cucchiaio di olio di avocado

- 85 g di cioccolato fondente

- 1 cucchiaino di estratto d'acero

Procedimento:

1. Sistemate le fettine di pancetta nel cestino della vostra friggitrice ad aria, spolverizzatele con la cannella e cuocetele a 150°C per 30 minuti.

2. Scaldate una pentola su fuoco medio con l'olio, poi unite il cioccolato e fatelo sciogliere.

3. Aggiungete l'estratto d'acero, mescolate, togliete dal fuoco e fate raffreddare.

4. Tirate fuori la pancetta dalla friggitrice ad aria e fatela raffreddare, poi immergete ogni fettina nel cioccolato e appoggiatele su un pezzo di carta da forno per farle raffreddare e indurire.

5. Servitele come spuntino.

Buon appetito!

Valori nutrizionali: Kcal: 200, Grassi: 4g, Fibre: 5g, Carboidrati: 12g, Proteine: 3g.

11. Involtini di Pollo

(Pronti in circa 2 ore e 20 min | Dosi per 16 | Normale)

Ingredienti:

- 115 g di gorgonzola

- 160 g di pollo cotto e sminuzzato

- Sale e pepe q.b.

- 2 cipolle verdi tritate

- 2 gambi di sedano tritati finemente

- 110 g di salsa di pomodoro

- 12 rotolini di uova

- Olio spray

Procedimento:

1. Unite il pollo al gorgonzola e aggiungete sale, pepe, cipolla, sedano e salsa di pomodoro. Mescolate bene e mettete in congelatore per 2 ore.

2. Sistemate i rotolini di uova su un piano da lavoro e riempiteli con il composto di pollo. Arrotolate bene e sigillate i bordi.

3. Sistemate gli involtini nel cestino della vostra friggitrice ad aria, spruzzateci un po' di olio sopra e cuoceteli per 10 minuti a 180°C, girandoli a metà cottura. Una volta cotti, serviteli come spuntino.

Buon appetito!

Valori nutrizionali: Kcal: 220, Grassi: 7g, Fibre: 2g, Carboidrati: 14g, Proteine: 10g.

12. Crackers Gusto Cavolo e Sedano

(Pronti in circa 30 min | Dosi per 6 | Normale)

Ingredienti:

- 240 g di semi di lino macinati

- 280 g di semi di lino lasciati a bagno tutta la notte e poi scolati

- 4 mazzi di cavolo nero tritati

- 1 mazzetto di basilico tritato

- ½ gambo di sedano tritato

- 4 teste d'aglio sminuzzate

- 75 g di olio d'oliva

Procedimento:

1. Inserite nel frullatore i semi di lino macinati, sedano, basilico, cavolo e aglio.

2. Aggiungete l'olio e i semi scolati, poi azionate ancora il frullatore. Dopodihé, spostate questo composto nella vostra friggitrice ad aria creando delle forme rettangolari medie. Cuocete per 20 minuti a 190°C.

3. Una volta cotti, dividete i vostri crackers nei piatti e serviteli come antipasto.

Buon appetito!

Valori nutrizionali: Kcal: 143, Grassi: 1g, Fibre: 2g, Carboidrati: 8g, Proteine: 4g.

13. Patatine di Albume d'Uovo

(Pronte in circa 13 min | Dosi per 2 | Normale)

Ingredienti:

- ½ cucchiaio d'acqua

- 2 cucchiai di Parmigiano grattugiato

- 4 albumi d'uovo

- Sale e pepe q.b.

Procedimento:

1. Unite in un piatto albumi, sale, pepe e acqua e sbattete bene.

2. Versate questo composto negli stampini per muffin, spargeteci sopra il Parmigiano e cuocete nella friggitrice ad aria per 8 minuti a 180°C.

3. Sistemate le vostre patatine in un piatto e servitele come spuntino.

Buon appetito!

Valori nutrizionali: Kcal: 180, Grassi: 2g, Fibre: 1g, Carboidrati: 12g, Proteine: 7g.

14. Tortini al Tonno

(Pronti in circa 20 min | Dosi per 12 | Normale)

Ingredienti:

- 400 g di tonno in scatola sgocciolato

- 3 uova

- ½ cucchiaino di aneto secco

- 1 cucchiaino di prezzemolo secco

- 65 g di cipolla rossa tritata

- 1 cucchiaino di aglio in polvere

- Sale e pepe q.b.

- Olio spray

Procedimento:

1. Mischiate tonno, sale, pepe, aneto, prezzemolo, cipolla, aglio e uova in una scodella e mescolate bene. Da questo impasto formate dei piccoli tortini.

2. Riponeteli nel cestino della vostra friggitrice ad aria, cospargeteli di olio spray e cuoceteli per 10 minuti a 180°C, girandoli a metà cottura.

3. Una volta cotti, sistemateli su un vassoio e serviteli come antipasto.

Buon appetito!

15. Spuntino di Calamari e Gamberi

(Ready in circa 30 min | Dosi per 1 | Normale)

Ingredienti:

- 225 g di calamari, tagliati ad anelli medi

- 200 g di gamberetti puliti

- 1 uovo

- 25 g di farina 0

- 1 cucchiaio di olio

- 20 g di avocado affettato

- 1 cucchiaino di concentrato di pomodoro

- 1 cucchiaio di maionese

- 1 goccia di salsaWorcester

- 1 cucchiaino di succo di limone

- Sale e pepe q.b.

- ½ cucchiaino di curcuma

Procedimento:

1. Sbattete l'uovo e l'olio in un piatto e inseriteci i calamari e i gamberetti, immergendoli totalmente.

2. Mischiate farina, sale, pepe e curcuma in un altro piatto.

3. Impanate i calamari e i gamberetti nella farina, inseriteli nella vostra friggitrice ad aria e cuoceteli per 9 minuti a 180°C, girandoli almeno una volta.

4. Nel frattempo preprarate la salsa: unite avocado, maionese e concentrato di pomodoro e amalgamate bene con l'aiuto di una forchetta.

5. Aggiungete la salsa Worcester, il succo di limone e sale e pepe.

6. Una volta cotti, sistemate i calamari su un vassoio e serviteli con la salsa.

Buon appetito!

Valori nutrizionali: Kcal: 288, Grassi: 23g, Fibre: 3g, Carboidrati: 10g, Proteine: 15g.

Capitolo 3. Ricette Vegetariane e di Vegetali

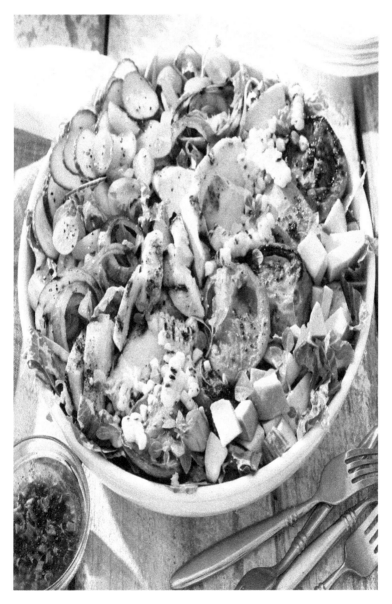

16. Patatine Fritte Masala

(Pronte in circa 30 min | Dosi per 1 | Normale)

Ingredienti:

- 2 patate medie pelate e tagliate per lungo

Ingredienti per la marinatura:

- 1 cucchiaio di olio di'oliva

- 1 cucchiaino di erbe miste

- ½ cucchiaino di peperoncino rosso

- Sale q.b.

- 1 cucchiaio di succo di limone

Procedimento:

1. Bollite e lessate le patate fino a quando la forchetta entrerà bene al suo interno, poi tagliatele della grandezza di un dito. Mescolate tutti gli ingredienti per la marinatura in un piatto e impanateci dentro le patate in modo uniforme.

2. Riscaldate la vostra friggitrice ad aria per circa 5 minuti a 150°C, poi tirate fuori il cestino e inseriteci le patate. Cuocetele a 100°C per 20\25 minuti, girandole due o tre volte durante la cottura.

3. Una volta cotte, trasferitele su un piatto e servite.

Buon appetito!

Valori nutrizionali: Kcal: 265 kcal.

17. Kebab di Ceci

(Pronto in circa 35 min | Dosi per 2 | Normale)

Ingredienti:

- 125 g di ceci

- 1,5 cm di zenzero grattugiato

- 1-2 peperoncini verdi tritati finemente

- 1 pizzico di peperoncino rosso in polvere

- Sale q.b.

- ½ cucchiaino di cumino arrostito in polvere

- 2 cucchiaini di coriandolo in polvere

- 1½ cucchiaio di coriandolo tritato

- ½ cucchiaino di mango essiccato in polvere

- 165 g di pangrattato

- 1 pizzico di pepe

- 1-2 cucchiai di farina 0

- 1-2 cucchiai di menta tritata finemente

- 1 cipolla tritata finemente

- 120 ml di latte

Procedimento:

1. Bollite i ceci fino a farli ammorbidire, senza però farli inzuppare d'acqua. Quando saranno pronti, scolateli e trasferiteli in una ciotola.

2. Aggiungete ai ceci lo zenzero e impastate fino ad ottenere una pasta liscia. Aggiungete cipolla, menta, un po' di pangrattato e tutte le spezie. Se necessario, aggiungete un goccio di acqua.

3. Continuate a mescolare fino a quando il vostro impasto risulterà liscio. Ora create delle piccole palline (più o meno grandi quanto un limone) e schiacciatele, in modo da dargli la forma di un panino kebab. Ora aggiungete nella parte interna

dei vostri panini un po' di latte e infine impanateli nel pangrattato.

4. Riscaldate la vostra friggitrice ad aria per circa 5 minuti a 150°C, poi tirate fuori il cestino e inseriteci dentro i vostri kebab, senza farli toccare uno con l'altro. Cuoceteli a 170°C per circa 30 minuti.

5. A metà cottura girate i vostri panini, così da cuocerli uniformemente. Salsa alla menta, ketchup o salsa allo yogurt sono ideali come contorno per questo piatto.

Buon appetito!

Valori nutrizionali: Kcal: 150 kcal.

18. Crocchette di Ricotta e Verdure

(Pronte in circa 25 min | Dosi per 2 | Normale)

Ingredienti:

- 450 g di ricotta tagliata a strisce (simili alle patatine fritte)

- 1 peperone grande tagliato a cubetti grandi

- 1 cipolla tagliata a 4, con tutti gli strati separati

- 70 g di farina di ceci

- Sale q.b.

Per il ripieno:

- 120 g di coriandolo fresco

- 30 g di foglie di menta

- 1 cucchiaio di finocchietto

- 1 cipolla piccola

- 2 cucchiai di pasta di zenzero e aglio

- 6-7 pezzetti di aglio (opzionali)

- 45 g di succo di limone

- Sale q.b.

Procedimento:

1. Unite coriandolo, finocchietto, zenzero, cipolla, aglio, sale e succo di limone in una scodella. Mescolate bene.

2. Trasferite la miscela in un frullatore e tritate bene tutto, fino a formare una pasta liscia. Ora lavoriamo con la ricotta. Create un buco in mezzo, in modo da poterlo riempire con la pasta creata poco prima. Imbottite bene i vostri bastoncini di ricotta e metteteli da parte.

3. Mischiate sale e farina di ceci alla pasta avanzata e spargete questa miscela sul peperone

e la cipolla. Ora prendete i vostri bastoncini di ricotta e di verdure e preparateli per essere cotti.

4. Riscaldate la vostra friggitrice ad aria a 150°C per 5 minuti, poi inserite dentro i bastoncini di ricotta. Cuoceteli per 30 minuti a 180°C, mentre quelli di verdure alla stessa temperatura per soli 7 minuti.

5. Girateli in modo da ottenere una cottura omogenea senza farli bruciare. Le vostre crocchete sono pronte.

Buon appetito!

Valori nutrizionali: Kcal: 160 kcal.

19. Sandwich di Mais con Salsa BBQ

(Pronti in circa 40 min | Dosi per 2 | Normale)

Ingredienti:

- 2 fette di pane bianco

- 15 g di burro morbido

- 115 g di chicchi di mais dolce

- 1 peperone piccolo

Per la salsa Barbeque:

- 1 cucchiaino di salsa Worcester

- ½ cucchiaino di olio d'oliva

- ½ spicchio d'aglio sminuzzato

- 15 g di cipolle tritate

- 1 cucchiaino di salsa al peperoncino

- 125 ml di acqua

Procedimento:

1. Tagliate i bordi del pane bianco e dividete le fette a metà, orizzontalmente. Unite tutti gli ingredienti della salsa in una cassseruola su fuoco medio e aspettate che si addensi. Dopodiché aggiungete il mais alla salsa e mescolate bene per far amalgamare i sapori.

2. Togliete dal peperone tutti i semi, poi tagliatelo a strisce lunghe e unitelo alla salsa Barbeque. Trasferite tutto dentro i vostri panini. Riscaldate la vostra friggitrice ad aria per 5 minuti a 150°C.

3. Inserite i sandwich nel cestino della friggitrice avendo cura di non farli toccare tra di loro. Cuoceteli a 120°C per 15 minuti.

4. Girateli in modo da farli cuocere in entramabi i lati e serviteli con salsa ketchup o salsa alla menta.

Buon appetito!

Valori nutrizionali: Kcal: 130 kcal.

20. Patate Speziate

(Pronte in circa 25 min | Dosi per 2 | Normale)

Ingredienti:

<u>Per le patate:</u>

- 3 patate grandi tagliate a strisce o cubetti

- 1 cucchiaio di pasta di zenzero e aglio

- 1 pizzico di sale

- 1 cucchiaino di salsa al peperoncino

- 1 pizzico di pepe

<u>Per la salsa:</u>

- 1 peperone tagliato a strisce lunghe

- 2 cucchiai di olio d'oliva

- 2 cipolle tagliate a metà

- 1½ cucchiaino di salsa al peperoncino dolce

- 1½ cucchiaino di pasta di zenzero e aglio

- ½ cucchiaio di salsa al peperoncino

- 2 cucchiai di ketchup

- 2 cucchiaini di salsa di soia

- 2 cucchiaini di aceto

- 1 pizzico di pepe

- 1-2 cucchiaini di peperoncino rosso

Procedimento:

1. Riscaldate la vostra friggitrice ad aria per 5 minuti a 120°C. Unite tutti gli ingredienti per condire le vostre patate e impanatele in modo uniforme.

2. Inserite le patate nel cestino e cuocetele per 20 minuti a 150°C. Giratele costantemente durante la cottura.

3. Ora mettete una pentola su fuoco medio, unite tutte le spezie e girate fino a quando la salsa

diventerà densa. Una volta pronta, mescolate in una ciotola le patate e la salsa, in modo che i sapori si combinino e amalghino bene. Servite le vostre patatine con la salsa.

Buon appetito!

Valori nutrizionali: Kcal: 255 kcal.

21. Cotolette Vegetariane

(Pronte in circa 25 min | Dosi per 2 | Normale)

Ingredienti:

- 1 patata grande bollita e schiacciata

- 80 g di pangrattato

- Sale q.b.

- 1 pizzico di zenzero tritato

- 1 peperoncino verde tritato

- 1 cucchiaino di succo di limone

- 1 cucchiaio di foglie di coriandolo sminuzzate

- 1 pizzico di peperoncino rosso macinato

- 80 g di piselli bolliti

- 1 pizzico di cumino

- 1 pizzico di mango in polvere

Procedimento:

1. Unite tutti gli ingredienti e mischiateli bene. Da questo composto create delle cotolette rotonde.

2. Riscaldate la vostra friggitrice ad aria per 5 minuti a 120°C, poi inserite le cotolette all'interno del cestino.

3. Cuocetele a 150°C per 10\12 minuti, girandole a metà cottura.

4. Una volta cotte, servite calde.

Buon appetito!

Valori nutrizionali: Kcal: 177 kcal.

22. Pizza

(Pronta in circa 40 min | Dosi per 3 | Facile)

Ingredienti:

- 1 base di pizza

- Salsa di pomodoro q.b.

- Mozzarella per pizza grattugiata q.b.

- Olio Spray

- 2 cipolle tritate

- 2 peperoni tritati

- 2 pomodori senza semi, sminuzzati

- 1 cucchiaio di funghi o mais

- 2 cucchiai di condimento per pizza

- Ricotta tagliata a cubetti piccoli q.b. (opzionale)

Procedimento:

1. Riscaldate la vostra friggitrice ad aria a 170°C, poi inserite la base per pizza e cuocetela 5 minuti. Aggiungete un po' di salsa come base, spalmandola con un cucchiaio in modo omogeneo.

2. Spargete la mozzarella sulla base di salsa.

3. Unite tutte le verdure menzionale negli ingredienti, aggiungeteci un po' di olio e conditele a piacere con sale e pepe. Trasferite tutto sulla pizza e ricoprite con ancora un po' di mozzarella e condimento per pizza.

4. Riscaldate ancora la friggitrice ad aria per 5 minuti a 120°C, poi aprite il cestello e inseriteci dentro la pizza. Fate cuocere per 10 minuti a 170°C. Se trascorso il tempo vi sembra ancora cruda, cuocete per altri 2 minuti. Una volta cotta, servite!

Valori nutrizionali: Kcal: 267 kcal.

23. Patatine Fritte al Formaggio

(Pronte in circa 35 min | Dosi per 4 | Normale)

Ingredienti:

- 2 patate medie tagliate per lungo

Ingredienti per la marinatura:

- 1 cucchiaio di olio

- 1 cucchiaino di erbe miste

- ½ cucchiaino di peperoncino

- Sale q.b.

- 1 cucchiaio di succo di limone

Per guarnine:

- 240 g di formaggio cheddar sciolto

Procedimento:

1. Mescolate in una scodella tutti gli ingredienti per la marinatura.

2. Riempite una casseruola con 620 ml di acqua, aggiungete il sale e portate a ebolizione. Inserite le patatine e cuocetele per 5 minuti, poi scolatele bene.

3. Asciugate le patate con un pezzo di stoffa e copritele con gli ingredienti mescolati per la marinatura.

4. Scaldate la vostra friggitrice ad aria per 5 minuti a 150°C, poi inserite le patatine nel cestino.

5. Cuocetele per 20\25 minuti a 100°C, girandole due volte durante la cottura. Una volta pronte sistematele su un piatto, versateci sopra il cheddar sciolto e servite.

Buon appetito!

Valori nutrizionali: Kcal: 335 kcal.

Capitolo 4. Maiale, Manzo e Agnello

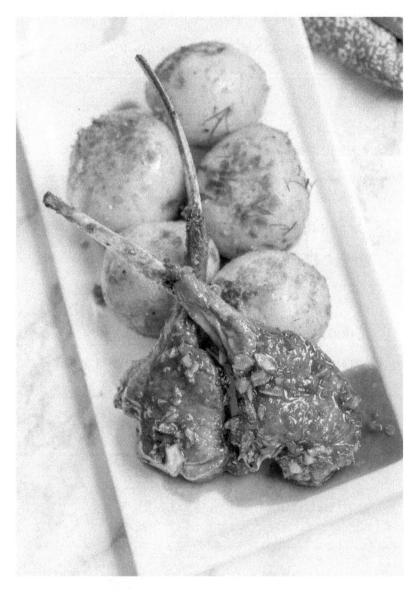

24. Polpette di Pancetta

(Pronte in circa 40 min | Dosi per 6 | Normale)

Ingredienti:

- 4 fette di pancetta fritte e tritate

- 1 cucchiaio di burro allo zenzero dolce

- 225 g di mais

- 1 cipolla gialla tagliata a fettine

- 25 g di sedano tritato

- 75 g di peperone rosso tagliato a fette

- 1 cucchiaino di timo tagliato

- 2 cucchiaini di aglio tritato

- Sale e pepe q.b.

- 120 ml di panna

- 360 ml di latte

- 3 uova sbattute

- 280 g di pangrattato

- 50 g di Parmigiano grattugiato

- Olio spray

Procedimento:

1. Lubrificate la padella della friggitrice ad aria con l'olio spray.

2. Unite in una casseruola pancetta, burro, mais, cipolla, peperone, sedano, timo, aglio, sale, panna, latte, uova e pangrattato. Impastate bene questo composto aiutandovi con le dita. Una volta che gli ingredienti si saranno amalgamati bene, formate delle palline da impanare nel Parmigiano grattugiato.

3. Trasferite le vostre polpettine nella friggitrice ad aria e cuocetele a 160°C per 30 minuti.

4. Una volta cotte, dividetele nei piatti e servitele calde per pranzo.

Buon appetito!

Valori nutrizionali: Kcal: 276, Grassi: 10g, Carboidrati: 20g, Proteine: 10g.

25. Polpette di salsiccia

(Pronte in circa 10 min | Dosi per 6 | Facile)

Ingredienti:

- 115 g di salsicce tritate

- Sale e pepe q.b.

- 1 cucchiaino di salvia

- 1/2 cucchiaino di zenzero

- 1 cipolla piccolo tritata

- 25 g di pangrattato

Procedimento:

1. In una ciotola mescolte salsiccia, sale, pepe, zenzero, salvia e cipolla. Unite il pangrattato e formate delle piccole polpettine.

2. Trasferitele nel cestino della vostra friggitrice ad aria e cuocetele per 15 minuti a 180°C. Una volta cotte, dividetele nei piatti e servite.

Buon appetito!

Valori nutrizionali: Kcal: 130, Grassi: 7g, Fibre: 1g, Carboidrati: 13g, Proteine: 4g.

26. Cotolette di Maiale

(Pronte in circa 30 min | Dosi per 7 | Normale)

Ingredienti:

- 225 g di carne di maiale macinata

- 80 g di pangrattato

- 1 pizzico di sale

- 1 pizzico di zenzero

- 1 peperoncino verde tagliato a fettine

- 1 cucchiaino di succo di limone

- 1 cucchiaio di coriandolo tritato

- 1 pizzico di peperoncino rosso

- 80 g di piselli cotti

- 1 pizzico di cumino

- 1 pizzico di mango in polvere

Procedimento:

1. Prendete una ciotola e metteteci dentro cipolle, peperoncino rosso, piselli, cumino, peperoncino verde, coriandolo, succo di limone, sale, mango, zenzero, e pangrattato. Mescolate bene e aggiungete la carne di maiale macinata.

2. Impastate aiutandovi con le mani e formate delle cotolette rotonde. Premetele per assottigliarle un po'.

3. Scaldate la vostra friggitrice ad aria per 5 minuti a 120°C, poi inseriteci le cotolette.

4. Lasciate cuocere per 10\12 a 150°C, girandole a metà cottura. Servitele calde. La salsa di menta è perfetta come contorno.

Buon appetito!

Valori nutrizionali: Kcal: 99, Grassi: 10g, Carboidrati: 20g, Proteine: 10g.

27. Cervo all'Aglio

(Pronto in circa 12 ore e 25 min | Dosi per 6 | Difficile)

Ingredienti:

- 450 g di carne di cervo senza ossa, tagliata a strisce

- 330 g di pangrattato

- 2 cucchiaini di origano

- 2 cucchiaini di pepe rosso

- 2 cucchiaini di pasta di aglio

Per la marinatura:

- 1½ cucchiaio di pasta di aglio e zenzero

- 60 g di succo di limone

- 2 cucchiaini di sale

- 1 cucchiaino di peperoncino rosso in polvere

- 60 g di farina di mais

- 4 uova

Procedimento:

1. Mescolate tutti gli ingredienti per la marinatura in modo omogeneo e aggiungete le strisce di cervo. Lasciate a marinare tutta la notte.

2. Unite pangrattato, origano, pepe rosso e peperoncino e inserite la carne marinata, dopo aver amalgamato bene, ricoprite con un po' di pellicolla.

3. Riscaldate la vostra friggitrice ad aria per 5 minuti a 70°C. Trasferite la carne all'interno del cestino e cuocetela per circa 15 minuti. Servite la vostra carne con la pasta di aglio sopra.

Buon appetito!

Valori nutrizionali: Kcal: 160, Grassi: 11g, Proteine: 12g.

28. Sandwich di Maiale con salsa BBQ

(Pronti in circa 1 ora e 55 min | Dosi per 4 | Difficile)

Ingredienti:

- 2 fette di pane bianco

- 15 g di burro sciolto

- 225 g di carne di maiale tagliata a cubetti

- 1 peperone piccolo

Per la salsa barbeque:

- 1 cucchiaino di salsa Worcester

- 1/2 cucchiaino di olio d'oliva

- 1/2 spicchio d'aglio schiacciato

- 25 g di cipolla

- 1 pizzico di senape in polvere

- 1/2 cucchiaio di zucchero

- 1 cucchiaino di salsa piccante

- 1 cucchiaio di ketchup

- 125 ml di acqua

- Sale e pepe q.b.

Procedimento:

1. Tagliate i bordi delle fette di pane, poi piegatele a metà orizzontalmente. Intanto, scaldate su fuoco medio una pentola e inserite tutti gli ingredienti per la salsa barbeque, mescolando fino a quando si addenserà.

2. Aggiungete la carne di maiale alla salsa e mescolate. Togliete la pelle del peperone, tagliatelo a fettine e mettetelo, insieme alla carne e alla salsa, dentro le fettine di pane.

3. Scaldate la friggitrice ad aria per 5 minuti a 150°C, poi inseriteci i vostri sandwich. Abbassate la temperatura a 120°C e cuocete per 15 minuti.

4. Girate i sandwich a metà cottura per permettere ad entrambi i lati di essere ben cotti. Serviteli con il ketchup.

Buon appetito!

Valori nutrizionali: Kcal: 134, Grassi: 6g, Proteine: 11g.

29. Agnello Speziato

(Pronto in circa 1 ora e 25 min | Dosi per 5 | Difficile)

Ingredienti:

- 450 g di carne di agnello tagliata a cubetti

- 1 cucchiaio di pasta di zenzero e aglio

- 1 cucchiaino di salsa piccante

- 1 pizzico di sale

- 1 cucchiaino di pepe

Per la salsa:

- 2 cucchiai di olio d'oliva

- 1½ cucchiaino di pasta di zenzero e aglio

- 2 cucchiai di ketchup

- ½ cucchiaio di salsa di soia

- 1-2 cucchiai di miele

- 1 goccio di condimento ajinomoto

- 1-2 cucchiaini di peperoncino

Procedimento:

1. Mescolate tutti gli ingredienti e uniteci la carne di agnello, coprite con la pellicola e lasciatela riposare tutta la notte.

2. Riscaldate la vostra friggitrice ad aria per 5 minuti a 70°C.

3. Trasferite la carne nel cestino della vostra friggitrice e fatela cuocere per 15 minuti. Mescolate bene durante la cottura. Una volta pronto, servitela calda.

Buon appetito!

Valori nutrizionali: Kcal: 110, Grassi: 9g, Proteine: 11g.

Capitolo 5. Pesce e Frutti di Mare

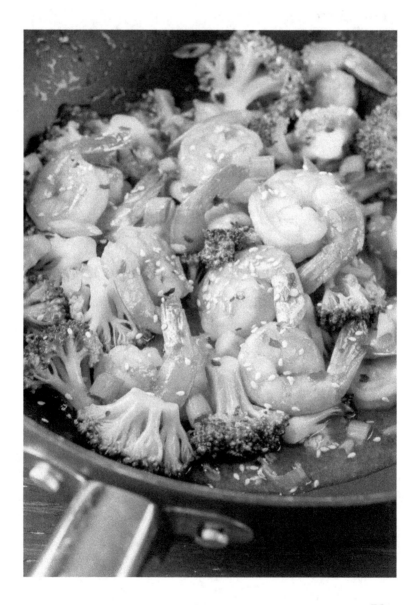

30. Antipasto di Gamberetti Cajun

(Pronto in circa 15 min | Dosi per 2 | Normale)

Ingredienti:

- 20 gamberi giganti puliti

- Sale e pepe q.b.

- 1⁄2 cucchiaino di condimento Old Bay Seasoning

- 1 cucchiaio di olio d'oliva

- 1 pizzico di paprika affumicata

Procedimento:

1. In una ciotola unite gamberi, olio, sale, pepe, paprika e condimento Old Bay. Mescolate bene.

2. Sistemate i vostri gamberi nel cestino della friggitrice ad aria e cuoceteli a 190°C per 5 minuti.

3. Una volta cotti, trasferiteli su un vassoio e serviteli come antipasto.

Buon appetito!

Valori nutrizionali: Kcal: 162, Grassi: 6g, Fibre: 4g, Carboidrati: 8g, Proteine: 14g.

31. Gamberoni Croccanti

(Pronti in circa 15 min | Dosi per 4 | Normale)

Ingredienti:

- 12 gamberoni puliti

- 2 albumi

- 125 g di farina di cocco

- 165 g di pangrattato panko

- 125 g di farina 0

- Sale e pepe q.b.

Procedimento:

1. Unite pangrattato, farina e farina di cocco in un piatto e mescolateli.

2. In una scodella mettete sale, pepe e albumi sbattuti.

3. Bagnate i gamberoni nell'uovo, poi impanateli nelle farine. Inseriteli nella vostra friggitrice ad aria e cuoceteli per 10 minuti a 180°, girandoli a metà cottura.

4. Una volta cotti trasferiteli su un piatto e serviteli come antipasto.

Buon appetito!

Valori nutrizionali: Kcal: 140, Grassi: 4g, Fibre: 0, Carboidrati: 3g, Proteine: 4g.

32. Bastoncini di Granchio

(Pronti in circa 22 min | Dosi per 4 | Normale)

Ingredienti:

- 10 bastoncini di granchio tagliati a metà

- 2 cucchiaini di olio di semi di sesamo

- 2 cucchiaini di condimento Cajun

Procedimento:

1. In una scodella mettete i bastoncini di granchio con l'olio e il condimento Cajun. Mescolate e amalgamate bene. Trasferite i bastoncini nel cestino della vostra friggitrice ad aria e cuoceteli per 12 minuti a 180°C.

2. Una volta cotti, sistemateli su un vassoio e serviteli come antipasto.

Buon appetito!

Valori nutrizionali: Kcal: 110, Grassi: 0, Fibre: 1g , Carboidrati: 4g, Proteine: 2g.

33. Tortini al Salmone

(Pronti in circa 22 min | Dosi per 4 | Normale)

Ingredienti:

- 3 patate grandi cotte, scolate e schiacchiate

- 1 filetto di salmone grande senza spine e pelle

- 2 cucchiai di prezzemolo tritato

- 2 cucchiai di aneto tritato

- Sale e pepe q.b.

- 1 uovo

- 2 cucchiai di pangrattato

- Olio spray

Procedimento:

1. Riponete il salmone nel cestino della vostra friggitrice ad aria e cuocetelo per 10 minuti a 180°C.

2. Trascorsi i 10 minuti, trasferite il salmone in una scodella, sminuzzatelo e fatelo raffreddare.

3. Unite le patate, sale e pepe, aneto, pangrattato, prezzemolo e uova. Impastate bene aiutandovi con le dita e formate 8 tortini.

4. Inserite i vostri tortini nel cestino della friggitrice, spruzzateci l'olio spray e cuoceteli a 180°C per 12 minuti, girandoli a metà cottura.

5. Una volta cotti, serviteli come antipasto.

Buon appetito!

Valori nutrizionali: Kcal: 231, Grassi: 3g, Fibre: 7g, Carboidrati: 14g, Proteine: 4g.

34. Muffin di Gamberetti

(Pronti in circa 36 min | Dosi per 6 | Normale)

Ingredienti:

- 450 g di zucca spaghetti tagliata a metà

- 2 cucchiai di maionese

- 225 g di mozzarella tagliata a fettine

- 225 g di gamberetti puliti e cotti

- 240 g di pangrattato panko

- 1 cucchiaino di prezzemolo

- 1 spicchio d'aglio tritato

- Sale e pepe q.b.

- Olio spray

Procedimento:

1. Cuocete la zucca nella vostra friggitrice ad aria per 16 minuti a 180°C, poi fatela raffreddare in una scodella.

2. Aggiungete sale, peperoncino, prezzemolo, pangrattato, aglio, gamberetti e maionese. Mescolate bene e unite la mozzarella.

3. Ungete uno stampo per muffin e versateci dentro il composto prima creato.

4. Posizionatelo dentro la friggitrice ad aria e cuocete per 10 minuti a 180°C.

5. Una volta cotti, sistemateli su un vassoio e serviteli come spuntino.

Buon appetito!

Valori nutrizionali: Kcal: 60, Grassi: 2, Carboidrati: 4, Proteine: 4, Fibre: 0.4g

Capitolo 6. Ricette di Pollame

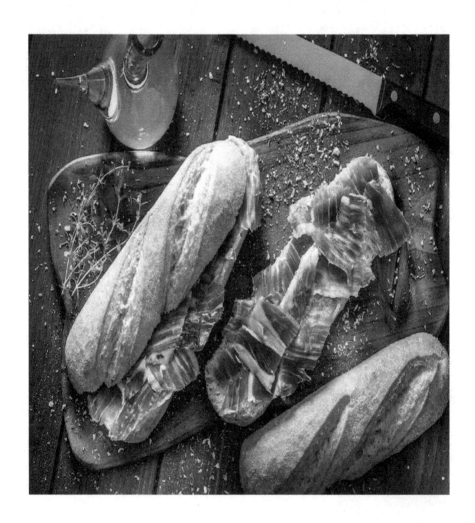

35. Pollo alla Giapponese

(Pronto in circa 18 min | Dosi per 2 | Normale)

Ingredienti:

- 2 cosce di pollo senza ossa e pelle

- 2 fettine di zenzero tritate

- 3 spicchi d'aglio tritati

- 60 ml di salsa di soia

- 60 ml di salsa mirin

- 30 ml di salsa sake

- 1/2 cucchiaio di olio di semi di sesamo

- 30 ml di acqua

- 25 g di zuccheri

- 1 cucchiaio di amido di mais con 2 cucchiai di acqua

- Semi di sesamo q.b.

Procedimento:

1. Unite al pollo tutti gli ingredienti. Mescolate e amalgamate bene. Trasferite il pollo nella vostra friggitrice ad aria preriscaldata e cuocete per 8 minuti a 180°C.

2. Una volta cotto, spargete sul pollo i semi di sesamo a piacere, poi servite!

Buon appetito!

Valori nutrizionali: Kcal: 300, Grassi: 7g, Fibre: 9g, Carboidrati: 17g, Proteine: 10g.

36. Petto di Tacchino Succulento

(Pronto in circa 57 min | Dosi per 4 | Normale)

Ingredienti:

- 1 petto di tacchino grande

- 2 cucchiai di olio d'oliva

- 1/2 cucchiaino di paprika affumicata

- 1 cucchiaino di timo secco

- 1/2 cucchiaino di salvia secca

- Sale e pepe q.b.

- 2 cucchiai di senape

- 85 g di sciroppo d'acero

- 1 cucchiaio di burro di zenzero sciolto

Procedimento:

1. Strofinate il tacchino con l'olio, conditelo con sale, pepe, timo, paprika e salvia. Trasferitelo nel cestino della vostra friggitrice ad aria e cuocetelo per 25 minuti a 180°C.

2. Girate il tacchino e cuocetelo per altri 10 minuti. Giratelo ancora e verificate se va cotto per altri 10 minuti.

3. Nel frattempo, preparate una casseruola su fuoco medio con burro e senape. Aggiungete lo sciroppo d'acero e mescolate per pochi minuti, dopodiché, togliete dal fuoco.

4. Dividete il petto di tacchino nei piatti e versateci sopra la salsa. Servite caldo!

Buon appetito!

Valori nutrizionali: Kcal: 280, Grassi: 2g, fiber 7g, Carboidrati: 16g, Proteine: 14g.

37. Stufato di Pollo Cremoso

(Pronto in circa 35 min | Dosi per 4 | Normale)

Ingredienti:

- 150 g di crema di sedano

- 4 fettine di pollo

- Sale e pepe q.b.

- 1 foglia d'alloro

- 1 foglia di timo tritata

Procedimento:

1. In una scodella, unite pollo, crema di sedano, alloro, timo, sale e pepe. Mescolate bene e trasferite nel cestino della vostra friggitrice ad aria. Cuocete per 20 minuti a 160°C.

2. Fate raffreddare, togliete la foglia di alloro, dividete nei piatti e servite caldo.

Buon appetito!

Valori nutrizionali: Kcal: 300, Grassi: 11g, Fibre: 2g, Carboidrati: 23g, Proteine: 14g.

38. Torta di Tacchino

(Pronta in circa 20 min | Dosi per 4 | Normale)

Ingredienti:

- 6 funghi champignon tagliati a metà

- 1 cucchiaino di aglio macinato

- 1 cucchiaino di cipolla macinata

- Sale e pepe q.b.

- 1,250 kg di carne di tacchino macinata

- Olio spray

- Salsa di pomodoro q.b.

Procedimento:

1. Unite funghi, sale, pepe nel vostro frullatore e frullate bene, poi trasferite il composto ottenuto in una scodella.

2. Aggiungete il tacchino, la cipolla, l'aglio e mescolate bene.

3. Ungete con l'olio spray, inserite tutto nella vostra friggitrice ad aria e cuocete per 10 minuti a 180°C.

4. Servite con la salsa di pomodoro e un'insalata come contorno.

Buon appetito!

Valori nutrizionali: Kcal: 202, Grassi: 6g, Fibre: 3g, Carboidrati: 17g, Proteine: 10g.

39. Pollo al Latte di Cocco

(Pronto in circa 35 min | Dosi per 4 | Normale)

Ingredienti:

- 4 spicchi di lime

- 240 ml di brodo vegetale

- 1 gambo di citronella

- 450 g di petto di pollo senza pelle e ossa

- 225 g di funghi

- 4 peperoncini tailandesi tagliati a fettine

- 60 ml di salsa di pesce

- 90 ml di latte di cocco

- 1 cucchiaino di succo di limone

- 15 g di coriandolo

- Sale e pepe q.b.

Procedimento:

1. Versate il brodo in una pentola e portatelo a ebolizione su fuoco medio. Aggiungete la citronella, il lime, il latte di cocco e lo zenzero e cuocete per 10 minuti, mescolando ogni tanto.

2. Aggiungete pollo, funghi, peperoncino, succo di limone, salsa di pesce, coriandolo, sale e pepe. Mescolate, poi trasferite tutto nella friggitrice ad aria e cuocete per 15 minuti a 180°C.

3. Dividete in scodelline e servite.

Buon appetito!

Valori nutrizionali: Kcal: 150, Grassi: 4g, Carboidrati: 4g, Carboidrati: 6g, Proteine: 7g.

40. Hamburger di Tacchino

(Pronti in circa 18 min | Dosi per 4 | Normale)

Ingredienti:

- 450 g di carne di tacchino macinata

- 1 scalogno tagliato a dadini

- 1 filo di olio d'oliva

- 1 peperone jalapeno tritato

- 2 cucchiai di succo di lime

- 1 scorza di lime grattugiata

- Sale e pepe q.b.

- 1 cucchiaino di cumino macinato

- 1 cucchiaino di paprika

- Guacamole q.b.

Procedimento:

1. Mescolate il tacchino a tutti gli ingredienti tranne il guacamole. Aiutatevi con le dita per creare un composto omogeneo. Formate degli hamburger, ungeteli con l'olio e riponeteli nel cestino della vostra friggitrice ad aria preriscaldata. Cuoceteli per ogni lato 8 minuti a 180°C.

2. Dividete gli hamburger nei piatti e serviteli con il guacamole sopra.

Buon appetito!

Valori nutrizionali: Kcal: 200, Grassi: 12g, Fibre: 0, Proteine: 12g.

Capitolo 7. Dolci e Dessert

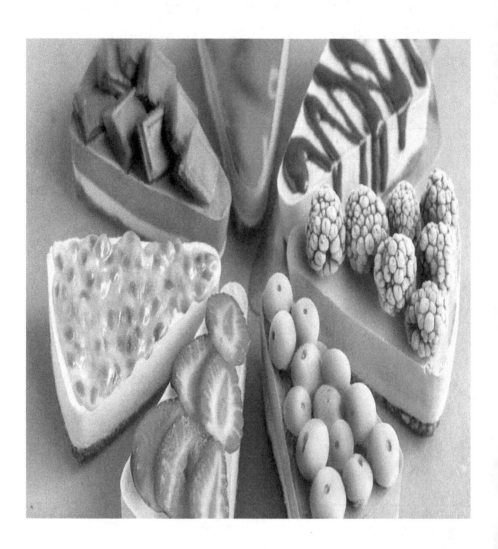

41. Crema Jiggery

(Pronto in circa 15 min | Dosi per 2 | Normale)

Ingredienti:

- 480 ml di latte

- 220 g di zucchero Jaggery

- 2 cucchiai di crema pasticcera in polvere

- 45 g di zucchero

- 45 g di burro non salato

Procedimento:

1. In una pentola mettete a bollire il latte con lo zucchero, poi aggiungete la crema pasticcera, lo zucchero jaggery, il burro e mescolate fino a farlo addensare. Assicuratevi di non creare grumi.

2. Riscaldate la vostra friggitrice ad aria per 5 minuti a 150°C. Inserite la pentola con la crema dentro e cuocete a 120°C per 10 minuti, poi lasciatela raffreddare e servite.

Valori nutrizionali: Kcal: 5, Grassi: 6g, Proteine: 11g.

42. Budino di Semolino

(Pronto in circa 15 min | Dosi per 2 | Normale)

Ingredienti:

- 480 ml di latte

- 2 cucchiai di crema pasticcera in polvere

- 45 g di zucchero

- 2 cucchiai di semolino

- 45 g di burro non salato

Procedimento:

1. Mettete a bollire tutti gli ingredienti in una pentola e mescolate bene per non far creare grumi. Mescolate fino ad ottenere una consistenza densa.

2. Riscaldate la friggitrice ad aria per 5 minuti a 150°C, poi riponeteci dentro la pentola con la crema. Abbassate la temperatura a 120°C e cuocete per 10 minuti, poi lasciate raffreddare e servite.

Valori nutrizionali: Kcal: 34, Grassi: 9g, Proteine: 13g.

43. Waffles di Datteri

(Pronti in circa 18 min | Dosi per 8 | Normale)

Ingredienti:

- 300 g di farina di mandorle

- 3 uova

- 2 cucchiaini di basilico secco

- 2 cucchiaini di prezzemolo secco

- Sale e pepe q.b.

- 45 g di burro

- 225 g di datteri snocciolati e tagliati a cubetti

Procedimento:

1. Riscaldate la vostra friggitrice ad aria a 120°C. Unite tutti gli ingredienti in una scodella eccetto i datteri. Mescolate fino ad ottenere un composto liscio e omogeneo.

2. Imburrate uno stampino per waffle e versateci la pastella. Inserite lo stampino nel cestino della friggitrice e cuocete enrambi i lati. Tirateli fuori, create una cavità al centro e aggiungeteci i datteri. Servite!

Valori nutrizionali: Kcal: 232, Grassi: 4g, Proteine: 4g.

44. Budino ai Datteri

(Pronto in circa 15 min | Dosi per 2 | Normale)

Ingredienti:

- 2 cucchiai di crema pasticcera in polvere

- 45 g di zucchero

- 45 g burro non salato

- 100 g di datteri snocciolati e tagliati a dadini

Procedimento:

1. Mettete a bollire tutti gli ingredienti in una pentola e mescolate bene fino ad ottenere un composto denso.

2. Riscaldate la friggitrice ad aria per 5 minuti a 150°C, poi inseriteci la pentola con la crema e abbassate la temperatura a 120°C. Lasciate cuocere 10 minuti, tirate fuori e lasciate raffreddare. Il vostro budino è pronto da servire.

Valori nutrizionali: Kcal: 60, Grassi: 12g, Proteine: 3g.

45. Splendore Mediterraneo

(Pronto in circa 18 min | Dosi per 5 | Normale)

Ingredienti:

- 480 ml di latte

- 240 g di farina di mandorle

- 2 cucchiai di crema pasticcera in polvere

- 45 g di zucchero

- 45 g di burro non salato

- 320 g di frutti misti del Medierraneo

Procedimento:

1. Unite il latte, la crema pasticcera, la farina di mandorle e lo zucchero in una casseruola. Scaldate a fuoco medio e mescolate fino ad ottenere un composto denso. Aggiungete i frutti misti e mescolate bene.

2. Riscaldate la vostra friggitrice ad aria per 5 minuti a 150°C, poi riponeteci dentro la casseruola. Cuocete il composto a 120°C per 10 minuti. Lasciate raffreddare e servite il vostro budino.

Valori nutrizionali: Kcal: 98, Grassi: 42g, Proteine: 33g.

46. Budino al Guava

(Pronto in circa 12 min | Dosi per 3 | Normale)

Ingredienti:

- 480 ml di latte

- 240 g di farina di mandorle

- 2 cucchiai di crema pasticcera in polvere

- 45 g di zucchero

- 45 g di burro non salato

- 360 g di polpa di guava

Procedimento:

1. Mettete a bollire il latte con zucchero, crema pasticcera e farina di mandorle. Mescolate bene facendo attenzione a non lasciare grumi. Quando la consistenza sarà densa, aggiungete la polpa di guava e continuate a mescolare.

2. Riscaldate la vostra friggitrice ad aria per 5 minuti a 150°C, poi riponeteci dentro la casseruola. Cuocete il composto a 120°C per 10 minuti. Lasciate raffreddare e servite il vostro budino.

Valori nutrizionali: Kcal: 50, Grassi: 34g, Proteine: 12g.

47. Budino al Frutto della Passione

(Pronto in circa 20 min | Dosi per 4 | Normale)

Ingredienti:

- 240 g di farina di mandorle

- 480 ml di latte

- 300 g di polpa di frutto della passione

- 2 cucchiai di crema pasticcera in polvere

- 45 g di zucchero

- 45 g di burro non salato

Procedimento:

1. Mettete a bollire in una pentola il latte con lo zucchero, poi incorporate la crema pasticcera e la farina. Mescolate bene avendo cura di non lasciare grumi. Quando il composto sarà denso, aggiungete il frutto della passione e mescolate bene.

2. Riscaldate la vostra friggitrice ad aria per 5 minuti a 150°C, poi riponeteci dentro la casseruola. Cuocete il composto a 120°C per 10 minuti. Lasciate raffreddare e servite il vosro budino.

Valori nutrizionali: Kcal: 50, Grassi: 24g, Proteine: 2g.

48. Budino al Ribes Nero

(Pronto in circa 20 min | Dosi per 4 | Normale)

Ingredienti:

- 480 ml di latte

- 240 g di farina di mandorle

- 2 cucchiai di crema pasticcera in polvere

- 45 g di zucchero

- 240 g di ribes neri

- 45 g di burro non salato

Procedimento:

1. Mettete a bollire il latte e lo zucchero in una pentola, aggiungete la crema pasticcera e la farina di mandorle. Mescolate fino ad ottenere un composto denso e senza grumi. Aggiungete i ribes e mescolate ancora.

2. Riscaldate la vostra friggitrice ad aria per 5 minuti a 150°C, poi riponeteci dentro la casseruola. Cuocete il composto a 120°C per 10 minuti. Lasciate raffreddare e servite il vosro budino.

Valori nutrizionali: Kcal: 43, Grassi: 23g, Proteine: 12g.

Capitolo 8. Ricette per il Pranzo

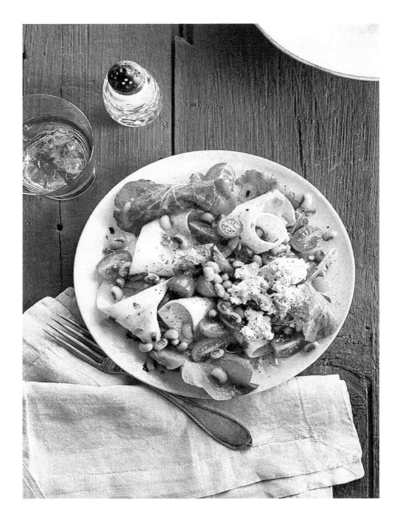

49. Pizza Integrale

(Pronta in circa 35 min | Dosi per 2 | Normale)

Ingredienti:

- 55 g di salsa marinara a basso contenuto di sodio

- 2 basi per pizza integrali

- 30 g di spinaci novelli

- 1 pomodoro tagliato in 8 fettine

- 1 spicchio d'aglio tagliato finemente

- 30 g di mozzarella tagliuzzata

- 10 g di Parmigiano Reggiano a scaglie

Procedimento:

1. Spalmate la salsa marinara uniformemente su ognuna delle basi per pizza. Aggiungeteci gli spinaci, i pomodori, l'aglio e la mozzarella.

2. Inserite una pizza alla volta nella friggitrice ad aria e cuocetela a 180°C per 4\5 minuti, fino a quando la mozzarella sarà sciolta e l'impasto croccante. Ripetete lo stesso procedimento con l'altra pizza e servite!

Buon appetito!

Valori nutrizionali: Kcal: 229, Grassi: 5g, Proteine: 11g, Carboidrati: 37g, Fibre: 5g, Zuccheri: 4g, Sodio: 510mg, Calcio: 18%.

50. Sandwich al Prosciutto

(Pronto in circa 15 min | Dosi per 1 | Normale)

Ingredienti:

- 2 fette di pane

- 2 fette di mozzarella

- 2 fette di pomodoro

- 2 fette di prosciutto

- 2 foglie di basilico

- 1 cucchiaino di olio d'oliva

- Sale e pepe q.b.

Procedimento:

1. Inserite la mozzarella e il prosciutto tra le fette di pane.

2. Condite con sale e pepe, spennellate con l'olio e trasferite il vostro sandwich nella friggitrice ad aria. Cuocetelo a 200°C per 5 minuti.

3. Aggiungete pomodoro e basilica al vostro panino, tagliatelo a metà e servite.

Buon appetito!

Valori nutrizionali: Kcal: 172, Grassi: 3g, Fibre: 7g, Carboidrati: 9g, Proteine: 5g.

Conclusione

Tutto ciò che riesci ad immaginare, dalle patatine fritte al pesce, può essere cotto in modo sano nella friggitrice ad aria, perchè il suo metodo di cottura usa meno grassi. Ad esempio, una porzione di patatine fritte necessita di un solo cucchiaio di olio e 12 minuti di cottura per renderle croccanti. Allo stesso modo, la friggitrice ad aria cuoce in pochi minuti carne, bistecche e fritti. Ti sorprenderà, ma in soli 25 minuti puoi cuocere una torta intera!

Il sistema di scarico controlla la temperatura, che viene aumentata dalla pressione interna ed emette aria aggiuntiva quanto basta per cuocere il cibo. L'aria in eccesso viene completamente filtrat prima di essere rilasciata, rendendola sicura per l'ambiente. Le friggitrici ad aria sono ecologiche e facili da usare.

CPSIA information can be obtained
at www.ICGtesting.com
Printed in the USA
BVHW070210050521
606420BV00009B/1690